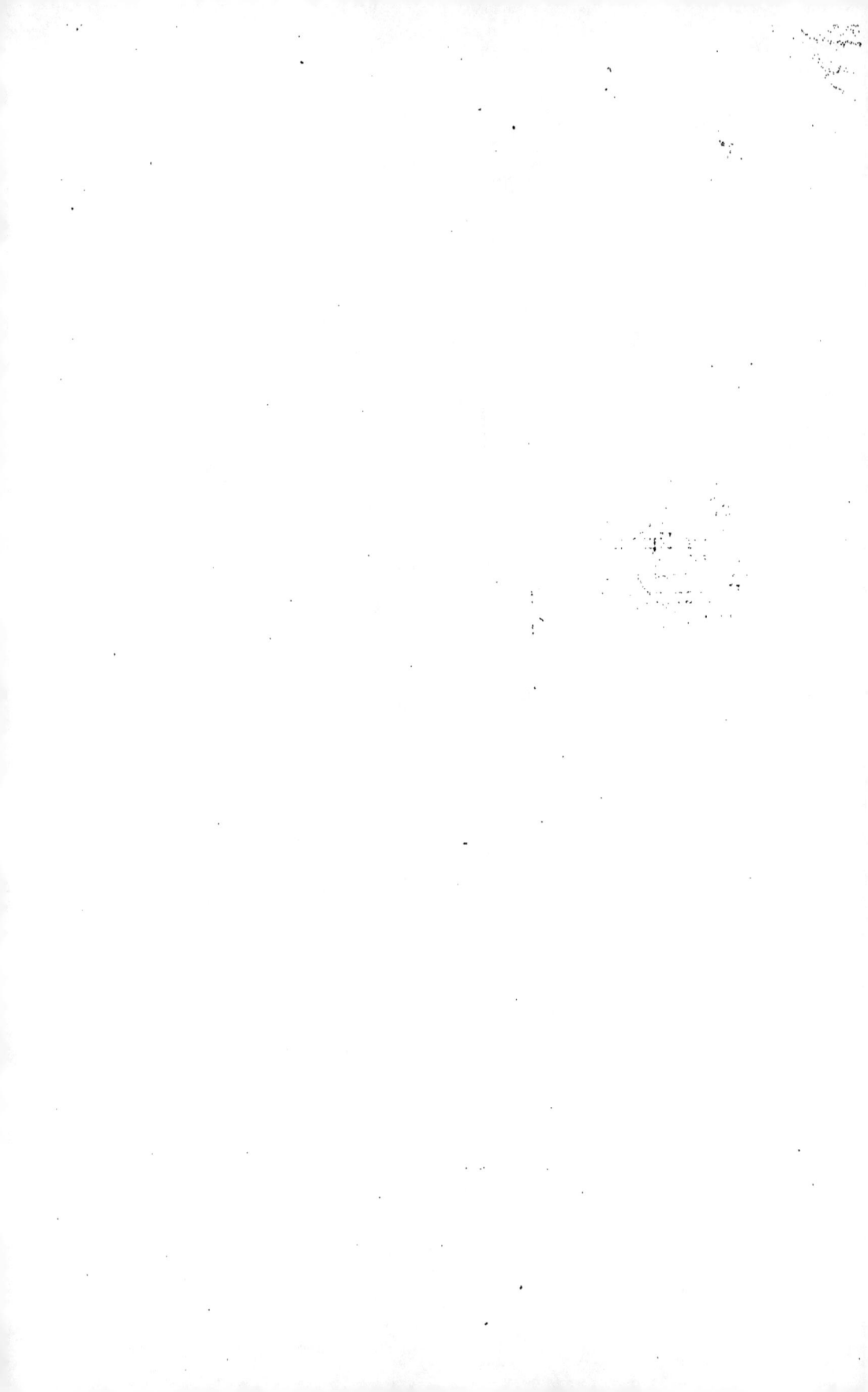

A Messieurs les Administrateurs de l'Hospice général de Tours.

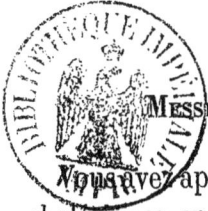

———

Messieurs,

Vous avez apporté à l'organisation de l'ambulance des cholériques en 1849 et en 1854 la plus persévérante attention.

Sœurs hospitalières, — pharmaciens en permanence, — médicaments préparés avec un soin extrême et de jour et de nuit, — élèves, — infirmiers, — visite des salles par l'un d'entre vous chaque jour, rien n'a manqué au service ; et vous n'avez cessé de me prêter constamment toute l'assistance qu'il était en votre pouvoir de me donner.

C'est grâce à vous que j'ai été utile à quelques malades ; c'est à vous, Messieurs, que je dois d'avoir pu accomplir ce travail dont je suis heureux de vous faire l'hommage aujourd'hui.

FRÉDÉRIC LECLERC.

Tours, le 10 septembre 1855.

DE LA

MÉDICATION CURATIVE

DU

CHOLÉRA ASIATIQUE

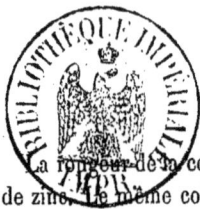

1.

La rougeur de la conjonctive cède à l'action d'un collyre de sulfate de zinc. Le même collyre instillé dans l'œil sain y fait naître de la rougeur. La douleur causée par une brûlure légère disparaît sous l'influence d'une brûlure nouvelle. Le sel d'Epsom arrête la diarrhée; cette même substance amène des évacuations chez l'homme en santé.

Les fièvres d'accès guérissent par le quinquina; et cependant le quinquina suscite dans l'économie de l'homme bien portant une excitation fébrile.

2.

La nature intime du choléra asiatique ne nous sera probablement jamais connue. Il est, toutefois, difficile de ne pas admettre que le choléra agit comme un toxique qui paralyse le système nerveux et spécialement l'appareil nerveux abdominal (1).

(1) Chacun connaît les symptômes de ce cruel mal :
Évacuations alvines.—Vomissements incolores , sans odeur. — Suspension de l'émission des urines. — Refroidissement. — Teinte bleu-noirâtre de la peau, qui rappelle la teinte des momies égyptiennes.—Agitation. — Crampes. — Altération de la voix. — Petitesse ou disparition du pouls.—Facies caractéristique.

3.

Atteint vers le commencement d'août 1854 d'une douleur qui ne tenait point du choléra et dont la nature m'est restée inconnue, j'eus l'idée de prendre 20 centigrammes de poudre de racine fraîche de belladone et 20 centigrammes d'extrait de belladone en pilules de deux centigrammes chacune, dans l'espace d'une heure environ. J'en éprouvai les effets suivants :

Refroidissement très-marqué de la peau,

Besoin incessant d'uriner, puis véritable paralysie de la vessie, qui ne s'est plus vidée que par regorgement ; évacuations alvines très-fréquentes, peu après suivies d'un besoin continuel d'aller à la garde-robe sans pouvoir le satisfaire ; 5 à 6 minutes après l'ingestion de chaque pilule, rougeur prononcée de la face, accompagnée de transpiration et suivie d'un peu de calme et de sommeil pendant quelques instants.

Après l'ingestion des 40 centigrammes, sensation de sécheresse extrême à la gorge, — excitation cérébrale intense, — altération de la voix, — véritable paralysie de la langue ; à ce point qu'il m'était impossible de diriger mes paroles suivant ma volonté.

4.

Ces effets me donnèrent à penser. Je fus frappé de leur rapport avec ceux que produit le choléra. L'adage *similia similibus* s'offrit à mon esprit. Il ne manquait plus que d'en faire l'application. L'épidémie cholérique qui sévissait à Tours m'en fournit immédiatement le moyen. Je saisis avec d'autant plus d'empressement cette occasion de faire un premier essai, que, je l'avoue, tous les traitements auxquels j'avais eu recours en 1849 et au commencement de l'épidémie régnante avaient échoué. Pour la première fois je commençai à combattre le choléra par la belladone (1). Un premier

(1) Depuis l'emploi que j'ai fait de la belladone contre le choléra asiatique, j'ai cherché à savoir si d'autres médecins l'avaient, de leur côté, mise en œuvre. J'ai trouvé que M. Martin Solon, entre autres, avait conseillé l'extrait de belladone en frictions pour calmer les crampes, et que M. Bouchardat avait indiqué le principe actif de la belladone, l'*atropine*, dans le même but.

succès me permit de renouveler ce mode de traitement; et je suis parvenu à constater que, dans les cas d'affection cholérique qui menacent de devenir mortels, l'emploi de la belladone est un moyen curatif très-efficace.

5.

Je fais appliquer un large emplâtre d'extrait de belladone (1) à l'épigastre; un second emplâtre d'extrait de belladone sur la région vésicale. En même temps le malade prend une pilule composée de :

Poudre de racine fraîche de belladone. . 1 centigramme.
Extrait de belladone. . . . . . . 1 centigramme.

6.

Suivant la gravité des cas, on donne chaque pilule de 2 centigrammes de belladone toutes les heures, — toutes les demi-heures, — tous les quarts d'heure, — toutes les 10 ou 5 minutes.

7.

Il est des attaques tellement foudroyantes et dans lesquelles l'intoxication cholérique a si profondément envahi l'organisme que les pilules de belladone sont à peine digérées qu'elles sont vomies. Alors j'ai recours avec succès au suc de racine fraîche de belladone ,

Cinq gouttes toutes les 5 minutes (2).

L'absorption de ce suc s'opère encore même dans cet état si grave.

(1) Chaque emplâtre d'extrait de belladone représente de 50 à 60 grammes d'extrait.

(2) Cent gouttes de suc de racine fraîche de belladone pèsent 4 grammes 30 centigrammes et représentent 50 centigrammes d'extrait. Cinq gouttes représentent deux centigrammes et une fraction d'extrait.

Je ne saurais trop appeler l'attention sur le mode de préparation des divers composés de belladone. L'extrait doit être préparé au bain-marie. La poudre de la racine incorporée dans les pilules doit être tirée de la racine fraîche ou récemment arrachée du sol. Le suc de la racine doit être récemment exprimé, sous peine de voir la fermentation altérer rapidement ses propriétés.

8.

Quelquefois des frictions avec le suc de racine de belladone ont dû être faites au cou, — sous les aisselles, — à la partie interne des cuisses , etc. Quelquefois aussi ce suc dut être donné en lavement à la dose de 15 à 20 gouttes dans une cuillerée d'eau tiède et à l'aide d'une seringue de très-petit calibre.

9.

La belladone rappelle très-vite la chaleur, fait cesser ou diminue les évacuations alvines et les vomissements, et s'oppose si activement à l'intoxication cholérique de l'appareil nerveux, que cette substance ne pourrait être administrée avec persévérance aux doses indiquées sans les plus graves dangers.

C'est ici que l'art doit intervenir. Il faut éviter que le malade soit mis entre la terrible alternative *du mal* et *du remède.*

Dans tous les cas , sans exception, la rougeur de la face et de la peau en général m'ont indiqué que la belladone devenait toxique. Il faut donc diminuer le nombre des pilules aussitôt qu'apparaît la rougeur; et les donner, alors, toutes les 2, 3 ou 4 heures, suivant les indications fournies par l'état du malade.

10.

D'un autre côté il y a de graves inconvénients à cesser *soudainement* la médication par la belladone.

J'ai vu que cette médication devait être continuée pendant 1 , 2 ou même quelquefois 3 jours après l'apparition de la rougeur de la peau. Il suffit de mettre un intervalle convenable entre l'administration des pilules pour que leur effet toxique soit évité. Je le répète, la rougeur de la peau devra guider le praticien à cet égard (1); et si cette rougeur devenait générale et très-intense il faudrait suspendre la belladone à l'instant.

(1) On a dit que la belladone amène une perturbation déplorable dans l'organisme et dans les facultés intellectuelles. Je pourrais citer plus de 30 cholériques qui ont été guéris par cette substance au mois de septembre 1854 et chez lesquels es fonctions physiologiques de l'encéphale sont restées parfaitement intactes.

11.

Il faut renouveler les emplâtres d'extrait de belladone toutes les 24 heures.

12.

Il arrive souvent que les vomissements et les évacuations alvines continuent malgré l'action de la belladone. Dans ce cas, on emploie avec succès des pilules, d'un centigramme chaque, d'acétate de plomb cristallisé, administrées en même temps que les pilules de 2 centigrammes de belladone. L'emploi simultané de ces deux substances augmente manifestement leur effet curatif (1).

13.

La soif des cholériques est inextinguible. Les praticiens savent combien il importe de ne faire arriver dans l'estomac que de très-petites quantités de liquide à la fois. De temps à autre, — d'heure en heure,—de demi-heure en demi-heure,—quelquefois de quart d'heure en quart d'heure, il faut donner une ou deux cuillerées d'eau de Seltz, — d'eau de Seltz et d'eau d'orge ou d'eau de riz, — ou de vin vieux et d'eau de Seltz, — ou de blanc *d'œuf frais* battu avec un peu de sucre et d'eau tiède. Cette dernière boisson m'a souvent rendu de grands services. J'en puis dire autant du bouillon éminemment nutritif (beef-tea) dont je parlerai dans un instant.

14.

Pendant toute la durée de cette *véritable convulsion nerveuse* qu'on appelle la période algide, et aussi pendant la réaction , j'ai vu qu'il y avait un avantage extrême, je ne dirai pas , à nourrir mais à *sustenter* le malade. Tous les quarts d'heure ou toutes les demi-heures, — ou toutes les heures, — on peut donner une ou deux cuillerées de bouillon préparé de la manière suivante :

Deux parties de bœuf, une partie de veau hachées très-menu

(1) L'acétate de plomb donné en même temps que la belladone ne doit pas être uni à l'opium (l'expérience ayant démontré que dans la majorité des cas l'opium augmente la torpeur, l'engourdissement , la paralysie de l'appareil nerveux

et mises au feu dans la quantité d'eau que comporte le poids de la viande, sans sel et sans légumes. On laisse bouillir 3 heures seulement, et on alterne ces petites quantités de bouillon avec le blanc d'œuf mousseux. Maintes fois je ne suis parvenu à faire cesser l'agitation incessante des malades et à leur procurer quelques instants de répit et de sommeil qu'en leur faisant prendre les substances que je viens d'indiquer. J'ai, aussi, acquis la conviction que, chez quelques-uns, la vie n'a été conservée qu'à la condition expresse de les alimenter par ces liquides. Enfin, toutes les fois que l'estomac ne pouvait pas garder ces substances, en dépit des évacuations alvines, j'ai fait donner de très-petites quantités de ce bouillon, un quart de verre par exemple, en lavement plus ou moins fréquemment répété.

15.

Les selles colorées, — les selles verdâtres, surtout, sont un signe favorable. Elles annoncent le retour à la vie physiologique normale du tube digestif. Chose curieuse, les selles colorées en vert précèdent presque toujours, de quelques heures, parfois de plusieurs heures le retour des urines. Alors, il est bon de suspendre complètement la belladone et de donner une pilule composée de :

Acétate de plomb cristallisé. . 1 centigramme.

Extrait gommeux d'opium, — 1/2 centigramme.

Toutes les 2, 3 ou 4 heures suivant la fréquence des évacuations.

16.

La diarrhée, contre laquelle je viens d'indiquer l'acétate de plomb cristallisé uni à l'opium, cède quelquefois plus vîte lorsqu'on a recours dans la même journée au quinquina :

Quinquina kalisaya, — 4 grammes dans un demi-verre d'eau tiède, en lavement, — une ou deux fois le jour.

Vin de quinquina (1). . 125 grammes.

(1) Les diverses formules données dans ce travail s'appliquent à l'adulte, mais les doses sont tellement faibles qu'elles peuvent être employées même pour les enfants (voyez la dernière observation, page 15).

Sirop de quinquina. . . 30 grammes.

Par faibles cuillérées lorsque le malade prend quelques substances nutritives.

17.

Je puis fournir la preuve que les 5/6es des cholériques soumis aux diverses médications que je viens d'indiquer ont été sauvés.

Il est inutile que j'entre dans de grands détails sur les conditions de réussite et que j'insiste sur la nécessité de l'action la plus prompte possible. Il est probable que la difficulté de se procurer, dans quelques contrées, de la belladone fraîche, paraîtra tout d'abord un empêchement à l'application de ce traitement. Par bonheur, j'ai constaté que l'atropa belladona n'est pas la seule solanée qu'on puisse employer avec succès contre le choléra. Le datura stramonium, qui croît très-vite et qui se trouve presque partout, peut parfaitement remplacer la belladone. Les autres espèces de ce genre sont, sans doute, dans le même cas. Les autres solanées agiront probablement aussi de même. Déjà, le docteur W. Moore paraît avoir eu recours avec succès au tabac, dans une épidémie de choléra qui sévissait à Mobile. Enfin, les strychnées sont, sans doute, aussi appelées à jouer un grand rôle dans la médication anti-cholérique. D'après les très-intéressantes indications de M. le docteur Le Cœur, professeur à l'école de médecine de Caen, d'après les heureuses tentatives de MM. les docteurs Jenkins, Manec, Comet, etc., j'ai moi-même essayé la noix vomique et son principe actif; mais j'ai trouvé ces substances si difficiles à manier, comparativement à la belladone, que j'ai dû les laisser pour m'en tenir à cette dernière plante (1).

18.

Une dernière remarque importante doit trouver sa place ici. Il est fort rare que, dans le plus grand nombre des cas de choléra asiatique, les symptômes caractéristiques ne soient pas précédés de ce dérangement des fonctions intestinales, qu'on appelle la *cholérine*.

---

(1) Pour justifier tout ce que je viens d'avancer, je place à la suite de cet opuscule quatre observations recueillies sur quelques-uns des cholériques que j'ai soumis à mon traitement.

L'expérience a appris que combattre sans retard ce dérangement, c'est presque toujours prévenir l'invasion du choléra. Dans ma pratique, j'ai été amené à reconnaître que le meilleur moyen d'arrêter la cholérine est de recourir à la médication suivante :

Magnésie. . . . . . . 2 grammes.
Bi-carbonate de soude. . . 1 gramme.

Un paquet dans un demi-verre d'eau sucrée, aussitôt que la diarrhée commence. Un second paquet 2 ou 3 heures après le premier.

Souvent ces 2 paquets suffisent pour arrêter le dérangement intestinal. Si la diarrhée persiste on donne une pilule composée de :

Acétate de plomb cristallisé. . 1 centigramme.
Extrait gommeux d'opium. . 1/2 centigramme.

Toutes les heures ou toutes les 2 heures suivant la fréquence des évacuations.

J'ai quelquefois eu recours au charbon végétal en poudre, mais cette substance n'est pas toujours efficace.

1re OBSERVATION.

Haugou, Théophile, 31 ans, employé aux ateliers du chemin de fer ; diarrhée, le 26 septembre 1854, — vomissements qui se montrent tout à coup à 5 heures du soir, et qui sont suivis d'évacuations abondantes. Onze heures du soir, *aggravation* des symptômes, — vomissements, évacuations incolores sans odeur incessantes, — suspension de l'émission des urines, — refroidissement.

Cet état persiste et augmente de gravité pendant toute la journée du 29.

Le même jour, je suis appelé près du malade à 4 heures du soir.

Etat du malade. — Teinte noirâtre du visage, — face grippée, — maigrie, — vieillie. Les yeux sont profondément enfoncés. Voix caverneuse, à peine perceptible, — langue rougeâtre à sa surface,— pouls imperceptible, — peau froide, couverte d'une sueur visqueuse, — crampes incessantes. Les ongles sont d'un bleu noirâtre. — L'extrémité des doigts est ridée, — plissée et comme macérée.

Les parents du malade affirment que le refroidissement a beaucoup augmenté depuis 5 heures du matin.

Médication. — Emplâtre d'extrait de belladone à l'épigastre et sur la région vésicale. Une pilule de poudre de racine fraîche de belladone, 1 centigramme, et d'extrait de belladone, 1 centigramme, tous les quarts d'heure. Simultanément, avec chaque pilule de belladone, une pilule d'acétate de plomb cristallisé, 1 centigramme.

29 *septembre* , 6 *heures du soir*. — Le froid diminue, — les vomissements et les selles ont immédiatement cessé après le commencement de la médication.

Soif excessive. — Une ou deux cuillerées d'eau de Seltz et de vin, — de blanc d'œuf battu , — de bouillon léger (beef-tea) tous les quarts d'heure.

30 *septembre*. — Le malade n'a vomi qu'une fois. Il n'a été que 3 fois à la selle pendant la nuit.

A midi, une évacuation verdâtre. Le froid disparaît.

30 septembre , au soir. — Pas d'évacuations.

De 6 heures du matin à midi les pilules de belladone et d'acétate ont été données toutes les demi-heures , — de midi à 6 heures du soir, toutes les heures, après 6 heures, les pilules de belladone, sans acétate, sont administrées, et toutes les deux heures seulement.

Haugou urine pour la première fois, à 6 heures du soir. Le cours des urines est resté suspendu pendant 43 heures.

1er *octobre*. — La nuit a été assez calme. Un peu de sommeil. Cessation de l'emploi de la belladone. A 1 heure de l'après-midi, une selle moulée.

2 *octobre*. — Commencement de la desquammation de l'épiderme des mains.

6 *Octobre*. — Commencement de la desquammation de l'épiderme des pieds (1).

7 *octobre*. — Le malade est tout à fait bien. Seulement la voix est encore altérée, et l'affaiblissement très-marqué. Haugou est mis au quinquina.

(1) Ce n'est pas seulement à la suite du choléra que la desquammation de l'épiderme se fait. Je l'ai vue aussi quelquefois après une simple *cholérine*.

Vers le commencement d'août 1855 , j'ai revu Haugou ; sa santé s'est parfaitement maintenue et son intelligence n'a nullement souffert de l'emploi de la belladone.

2ᵉ OBSERVATION.

Paumier, Jean-Marie , 1ᵉʳ régiment de chasseurs, entré à l'ambulance des cholériques de l'hôpital général le 17 septembre 1854 , à 2 heures de l'après-midi. Diarrhée depuis une quinzaine de jours. Le 16 septembre , à 4 heures du soir , la diarrhée augmente tout à coup ; le malade est très-affaibli ; il accuse de vives douleurs abdominales. — Vomissements très-abondants sur les 3 heures du matin. On l'apporte à l'ambulance à 10 heures du matin.

État du malade à son entrée à l'ambulance. Visage extrêmement altéré, — peau d'un bleu noirâtre. Les yeux sont enfoncés dans l'orbite, entourés d'un cercle noirâtre, la peau de la face est ridée , — *vieillie* , — amaigrie, — la voix s'entend à peine ; elle est caverneuse. Le visage ainsi que le reste du corps est d'un froid glacial , — sueur visqueuse, — langue rouge, sèche , — froide , — l'haleine elle-même est manifestement refroidie. Le pouls n'est plus perceptible au bras ; on ne le sent même plus aux artères temporales. Les ongles sont violets, — plissés, — amaigris et comme macérés.

Paumier n'a pas uriné depuis le 16 septembre à 8 heures du soir.

Médication. — Emplâtre d'extrait de belladone à l'épigastre , — pilules de belladone toutes les 10 minutes. — Agitation extrême dans la soirée, — vomissements, — évacuations incessantes. — Application d'un emplâtre de belladone sur la région vésicale , addition de l'acétate de plomb cristallisé à la belladone. — Eau de Seltz, — eau de riz , blanc d'œuf battu, par cuillerées.

18 *septembre.* — Le malade s'affaibit, il continue à vomir et à aller à la garde-robe. Même médication.

Dans le courant de la journée on essaie une ou deux cuillerées de bouillon léger qui est tout aussitôt vomi. — Le blanc d'œuf battu est mieux gardé. Malgré les évacuations on donne quelques lavements de bouillon léger, un quart de verre environ. Le malade ne peut pas les garder. On continue cependant ces lavements.

Sur les 6 heures du soir la chaleur reparaît , — le pouls se relève.
— On donne toujours la belladone ; seulement à partir de ce moment
on ne l'administre plus que de demi-heure en demi-heure.

Nuit du 18 *au* 19 *septembre*. — Vomissements et selles d'un
aspect verdâtre. L'émission des urines reste toujours suspendue.

19 *septembre*. — A la visite du matin le malade est dans un état
plus satisfaisant, sa face est moins amaigrie, — moins vieillie. La
chaleur de la peau est complètement revenue, — vomissements
beaucoup plus rares, — évacuations toujours fréquentes.

La belladone n'est plus donnée que d'heure en heure.

Retour de l'émission des urines vers 11 heures du matin, après
soixante et quelques heures d'interruption.

Le 19 septembre au soir, le pouls se relève ; les vomissements
n'ont pas reparu. Le malade a pu garder le bouillon, — le vin, —
le blanc d'œuf battu, donnés très-souvent par cuillerées.

Toujours des évacuations , — on n'emploie plus la belladone que
de loin en loin.

20 *septembre*. — Chaleur et douleur très-intenses de la peau ,
— persistance de la diarrhée, — suspension de l'emploi de la belladone. Je fais donner l'acétate de plomb uni à l'opium.

21 *septembre*. — Trois selles seulement. Le malade a pris un peu
de potage.

22 *septembre*. — Paumier se lève pendant quelques instants.

23 *septembre*. — Les évacuations cholériques sont complétement
arrêtées. Le malade se lève pendant une heure à plusieurs reprises.

24 *septembre*. — Il est assez bien pour quitter l'ambulance et
revenir à l'hôpital militaire.

3ᵉ OBSERVATION.

Hildegonde , Emilie , jeune fille de 17 ans, service de la couture,
hospice général , entrée à l'ambulance le 25 septembre 1854 , à
10 heures du soir. Diarrhée depuis 15 jours, — accidents cholériques
le 25 septembre au matin , émission des urines suspendue , — vomissements, — évacuations alvines incolores, — sans odeur, — incessantes. A son entrée dans l'ambulance face caractéristique. Les yeux

sont enfoncés profondément, entourés d'un cercle noirâtre. — Le visage est amaigri, — vieilli, — le nez effilé, — la teinte de la peau est noirâtre ; — froid glacial des extrémités, — pouls complétement *imperceptible* ; — langue rouge ; — la voix ne s'entend plus.

A onze heures un large emplâtre d'extrait de belladone à l'épigastre. Un autre emplâtre sur la région vésicale. — Pilules de belladone et d'acétate de plomb cristallisé toutes les cinq minutes, puis vers le matin toutes les dix minutes. — Eau de Seltz, — eau de riz, — vin, — par cuillerées.

Nuit très-mauvaise. Malgré le traitement par la belladone la fréquence des vomissements et des évacuations alvines semble augmenter.

26 septembre. — Sur les 7 heures du matin la cyanose, le froid glacial diminuent. Le pouls semble renaître, — quelques heures plus tard il s'est considérablement relevé ; les pupilles sont excessivement dilatées, — les yeux brillants, hagards, la peau du visage, du cou, des bras est d'un rouge très-intense ; la réaction est complète, — si complète même que je juge le moment venu de modérer l'emploi de la belladone. — On ne la donne plus que d'heure en heure. Un peu plus tard agitation excessive.

Les plus petites quantités de bouillon léger et de blanc d'œuf battu sont tout aussitôt vomies qu'ingérées. La malade ne peut garder qu'un peu d'eau de Seltz mêlée avec du vin.

Le 26 au soir, on ne donne plus les pilules de belladone que toutes les deux heures. Les évacuations alvines ont considérablement diminué, mais les vomissements sont encore très-fréquents.

Nouvel emplâtre à l'épigastre.

Première émission des urines à 11 heures, — 35 à 40 heures après le commencement de leur interruption.

27 septembre. — On donne à sucer quelques petits fragments de glace. La belladone est continuée toutes les 2 heures. A 10 heures du matin Hildegonde peut, pour la première fois, garder une ou deux cuillerées de bouillon.

Le soir, faiblesse extrême :

Vin de quinquina. . . . . . . 125 grammes.

Sirop de quinquina . . . . .   30 grammes.
Par petites cuillerées à café de temps en temps.
Quinquina kalisaya . . . . .   4 grammes.
Un paquet dans un demi-verre d'eau tiède en lavement.

28 *septembre*. — Amélioration notable, — l'agitation diminue ; le pouls se régularise. La diarrhée n'a pas reparu cette nuit. Trois ou quatre vomissements verdâtres seulement.

29 *septembre*. — Le mieux se soutient. Continuation du quinquina, — 4 ou 5 pilules de belladone seulement dans le courant du jour.

30 *septembre*. — Pas de vomissements. Le pouls revient à l'état normal. La face commence à reprendre son aspect naturel.

1er *octobre*. — Hildegonde prend quelques aliments, — elle se lève pour la première fois.

4 *octobre*. — Convalescence confirmée.

Cette malade que j'ai revue depuis a conservé la plus complète intégrité de ses facultés intellectuelles, malgré l'énorme quantité de belladone qu'elle a prise, et qui n'est pas moindre de trois grammes.

4e OBSERVATION.

Cottereau, Alfred, 3 ans et demi, boulevard Heurteloup, 30, vomissements très-abondants attribués à une indigestion , sur les 11 heures du soir , le 2 septembre. A minuit , vomissements répétés, — selles incessantes et si fréquentes que l'enfant n'a pas le temps de sortir de son lit pour aller à la garde-robe. A partir de ce moment les selles et les vomissements sont incolores, sans odeur.

Le médecin de la famille, appelé vers une heure du matin, trouve déjà la peau refroidie, — il prescrit une potion éthérée avec addition de menthe.

7 *heures du matin*, 3 *septembre*. — Peau glacée, — persistance des évacuations , — vomissements plus rares. — L'émission des urines est suspendue vers cette heure. A 8 heures et demie, je suis appelé près de l'enfant qui présente tous les symptômes de la période algide. Ses yeux sont profondément enfoncés, entourés d'un cercle noirâtre. — Le nez est effilé, — la face grippée, — amaigrie, — d'un

bleu noirâtre, — la voix est altérée. L'agitation est extrême. C'est
à grande peine qu'on peut tenir le petit malade dans son lit ; il éloi-
gne continuellement les draps et les couvertures et présente une
agitation incessante.

Je constate que les selles sont incolores et sans odeur. Langue
noire d'une extrême sécheresse , — les lèvres elles-mêmes sont noi-
râtres et comme fuligineuses. Pouls très-fréquent, irrégulier, —
stiliforme, à peine perceptible. La peau est flasque.

Médication. — Un emplâtre d'extrait de belladone à l'épigastre.
— Un autre emplâtre sur la région vésicale.

Pilules de belladone toutes les demi-heures.

3 *heures du soir.* — Face meilleure; la teinte noirâtre du visage
diminue, — les yeux sont toujours dans le même état, — quelques
nouveaux vomissements, — les évacuations alvines n'ont pas reparu.

9 *heures du soir.* — Encore des vomissements.

Nuit du 3 au 4 septembre , à 3 heures du matin, évacuations
colorées.

4 *septembre, 6 heures du matin.* — Amélioration inespérée. Face
excellente. Quelques instants d'un sommeil assez calme. Le visage
moins amaigri.

7 heures du matin. La langue s'humecte.

La belladone est remplacée par l'acétate de plomb uni à l'opium,
toutes les 2, 3 et 4 heures.

Un peu de panade , — dans l'après-midi, un peu de gluten au
bouillon. Dans la soirée la soif est encore très-vive.

5 *septembre.* — Sommeil calme cette nuit. L'enfant mange un
blanc de poulet.

6 *septembre.* — Le petit malade entre en convalescence.

FRÉDÉRIC LECLERC.

Tours, le 12 septembre 1855.

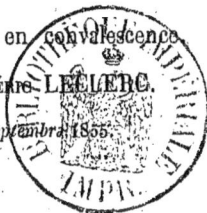

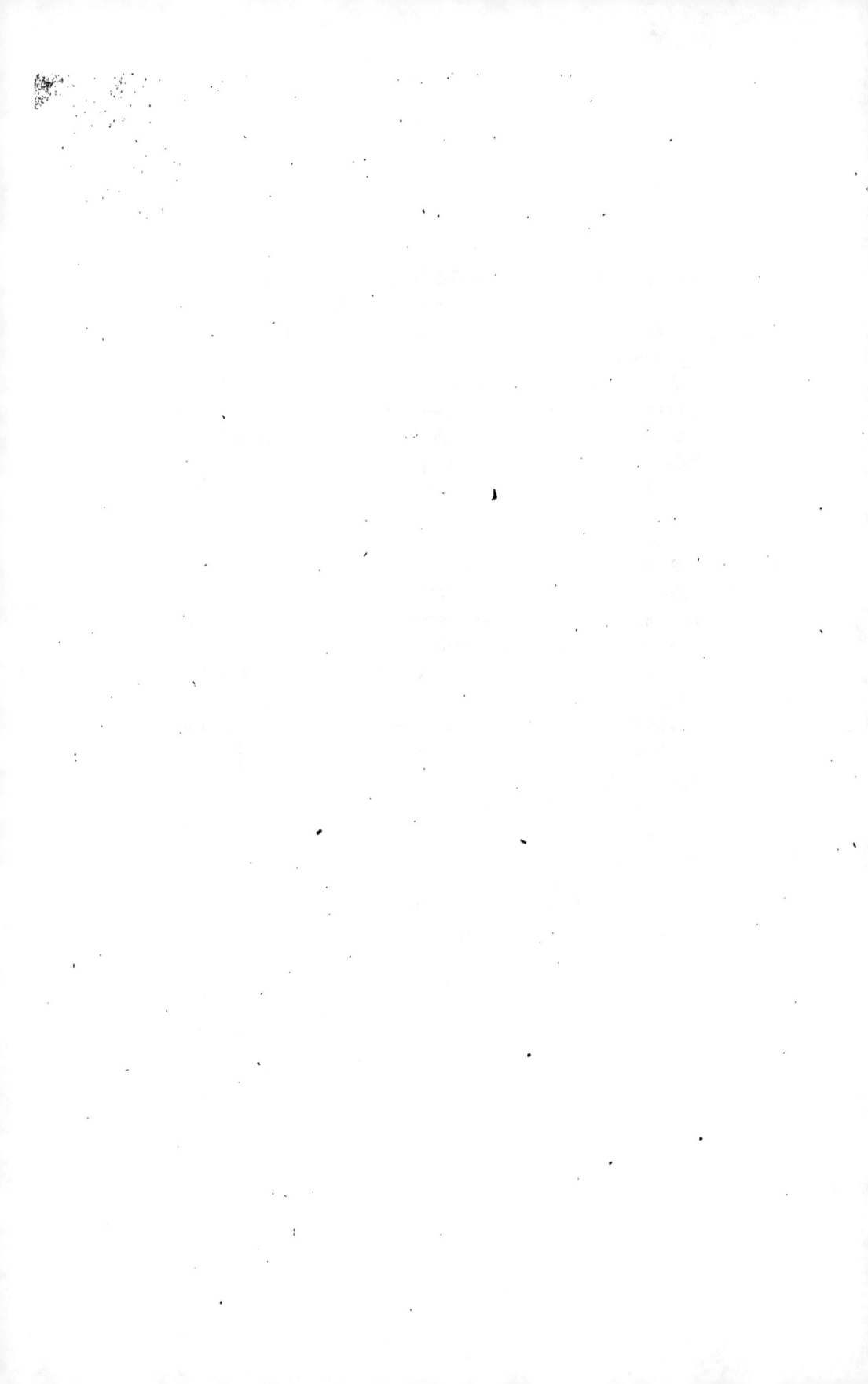

www.ingramcontent.com/pod-product-compliance
Lightning Source LLC
Chambersburg PA
CBHW050400210326
41520CB00020B/6392